DES

LÉSIONS AORTIQUES

CHEZ LES ATAXIQUES

PAR

Étienne BALACAKIS

Docteur en médecine de la Faculté de Paris,

PARIS

A. PARENT, IMPRIMEUR DE LA FACULTÉ DE MÉDECINE

A. DAVY, successeur

29-31, RUE MONSIEUR-LE-PRINCE.

1883

DES

LÉSIONS AORTIQUES

CHEZ LES ATAXIQUES

PAR

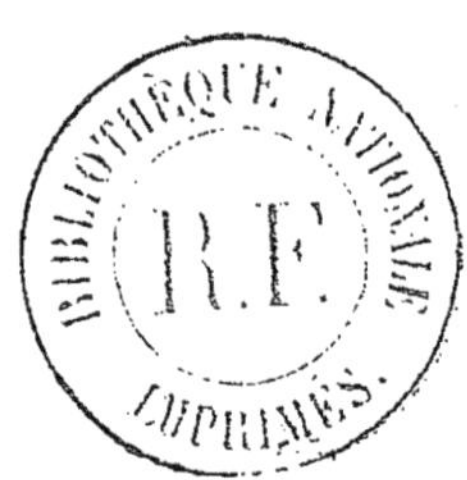

Étienne BALACAKIS

Docteur en médecine de la Faculté de Paris,

PARIS

A. PARENT, IMPRIMEUR DE LA FACULTÉ DE MÉDECINE

A. DAVY, successeur

29-31, RUE MONSIEUR-LE-PRINCE.

—

1883

A MA MÈRE

A MON FRERE

A MES AMIS

LÉSIONS AORTIQUES

CHEZ LES ATAXIQUES

INTRODUCTION.

Depuis quelque temps l'attention des médecins s'est portée sur les lésions cardiaques des ataxiques. Des auteurs compétents ont étudié ces lésions d'une manière assez complète, mais ils sont loin d'être arrivés aux mêmes conclusions. Tandis que pour les uns l'existence des affections cardiaques serait assez fréquente dans le cours du tabes, pour les autres, au contraire, elle ne constituerait qu'une manifestation assez rare de la maladie. Ceux-ci admettent une relation de cause à effet entre les deux affections, ceux-là ne font que signaler leur coïncidence sans se prononcer sur le rapport de causalité, admis par les premiers.

Au milieu de ces opinions contradictoires, on voit qu'il est assez malaisé de se faire une idée, même approximative, du sujet. Notre maître, M. le professeur Damaschino, dans le service duquel nous avons eu l'occasion d'observer deux cas d'ataxie avec insuffisance aortique, nous signala à ce propos les travaux antérieurs, nous fit part de ses hésitations à admettre telle ou telle opinion et nous engagea à étudier de nouveau la question et à en faire le sujet de notre thèse inaugurale. Si de toutes les lésions du cœur nous avons choisi plus spécialement celles de l'orifice aortique comme sujet de nos recherches, c'est qu'elles ont été considérées par la plupart des auteurs comme étant de beaucoup les plus fréquentes.

Qu'il nous soit permis, avant de commencer, d'adresser nos remercîments à notre sympathique maître, M. Damaschino, et pour les excelleuts conseils qu'il a bien voulu nous donner et pour la bienveillance avec laquelle il nous a guidé dans l'accomplissement de notre tâche.

Nous prions notre éminent maître M. le professeur Charcot, et M. le professeur Debove, d'agréer l'expression de notre vive reconnaissance pour l'extrême complaisance avec laquelle ils ont mis à notre disposition leurs nombreux malades.

Le plan que nous allons suivre dans le développement de notre sujet sera le suivant :

Dans le premier chapitre, nous parlerons de l'historique et de la fréquence des lésions aortiques chez les ataxiques.

Dans le deuxième, nous étudierons leurs causes et leurs symptômes.

Dans le troisième, nous mettrons sous les yeux du lecteur les observations qui servent d'appui à notre travail, et leur analyse.

Dans le quatrième enfin, nous exposerons les différentes théories proposées pour expliquer la coïncidence des deux affections.

CHAPITRE PREMIER.

HISTORIQUE.

Depuis 1858, époque où Duchenne (de Boulogne) signala
dans les Archives de médecine « l'existence d'une espèce
morbide nouvelle » jusqu'à ces dernières années, de nombreux et importants travaux sur l'ataxie locomotrice se sont
succédé presque sans interruption. Dans ces travaux, qui
ont donné une description si remarquable de l'anatomie pathologique de la maladie, et poussé si loin l'étude clinique
de ses formes vulgaire et fruste, il était à peine fait mention
des troubles présentés par l'appareil circulatoire. Les auteurs ne signalaient guère que des palpitations de cœur, de
l'accélération (Charcot) et du dicrotisme du pouls (Eulen-
burg).

Ce n'est qu'en 1879 que M. le professeur Vulpian (1) in-
dique pour la première fois la coïncidence des lésions cardiaques et aortiques avec le tabes. « Je vous signalerai, dit-
il, les affections cardiaques et aortiques comme assez fréquentes dans l'ataxie arrivée à sa dernière période. Je ne
puis pas affirmer qu'il y ait là relation de cause à effet ;
mais enfin je crois devoir appeler votre attention sur ces
coïncidences. »

Dans un autre ouvrage (2), publié également en 1879,
M. Vulpian semble accorder une assez grande importance à
ces lésions au point de vue de la marche et de la terminai-

(1) Vulpian. Mal. du syst. nerveux, 1889, p. 377.
(2) Vulpian. Clin. Charité, p. 812.

son de la maladie. « M. Charcot, dit-il, a bien des fois insisté devant moi, à la Salpêtrière, sur la fréquence des lésions aortiques chez les ataxiques. Elles sont, avec les lésions des reins et des poumons, un des accidents qui tuent le plus fréquemment les malades. »

La même année, Berger et Rosenbach (de Breslau) (1) publient un court mémoire sur la coïncidence « du tabes dorsalis et de l'insuffisance aortique ». Ces auteurs ne possèdent que sept observations ; ils avancent qu'ils n'ont jamais rencontré, dans le tabes, de lésion cardiaque autre que l'insuffisance aortique, et admettent la possibilité d'une relation de cause à effet entre les deux affections.

En 1880, M. Grasset (2), ayant réuni 24 observations d'ataxiques présentant des lésions du cœur variées, reprend la question, en fait une étude approfondie, et cherche à établir que, dans ces cas, la maladie du cœur est consécutive au tabes. Pour M. Grasset, le tabes retentirait sur le cœur à la manière des maladies douloureuses.

Peu après le travail de M. Grasset, M. Letulle (3) publie une observation nouvelle dans la Gazette médicale, et, s'appuyant sur les travaux précités, il cherche à expliquer la coïncidence des lésions aortiques avec le tabes par ce fait que la lésion aortique est le produit de l'athérome artériel, la sclérose postérieure n'étant peut-être aussi que la conséquence de l'artérite chronique des artérioles spinales.

M. Jaubert (4), en 1881, choisit comme sujet de sa thèse

(1) Berger et Rosenbach. Berliner Klinische Wochenschrift 1879.
(2) Grasset. Montpellier médical juin 1880.
(3) Letulle. Gaz. méd., 1880, p. 504.
(4) Jaubert. Contr. à l'étude des lésions cardiaques dans l'ataxie. Thèse de Paris, 1881, n° 137.

inaugurale les lésions cardiaques dans l'ataxie locomotrice. Il réunit 36 observations et, après les avoir soigneusement analysées, il conclut que ces lésions sont très fréquentes chez les ataxiques, et qu'elles sont, comme l'ataxie elle-même, sous la dépendance d'une même lésion de nutrition qui serait une sorte de diathèse fibreuse.

Busch (1) vers la même époque, contrôlant les résultats fournis par Rosenbach et Berger, a trouvé, sur douze cas d'ataxie, cinq fois des manifestations cardiaques plus ou moins nettes.

Plus récemment, M. Dreyfus-Brissac (2) revient sur la même question, et « sans vouloir préjuger les résultats d'une enquête ultérieure qu'il faudra faire sur une plus vaste échelle » admet la relation de cause à effet entre les deux affections et considère la conception de M. Letulle comme étant d'accord avec les enseignements de la pathologie générale.

Tont dernièrement enfin, M. Constantin Paul (3), après avoir relaté, dans son livre sur les maladies du cœur, une observation personnelle dans laquelle le tabes fut postérieur à l'affection de Corrigan, dit : « Toute coïncidence n'entraîne pas fatalement une relation de cause à effet. L'observation nous apprendra plus tard s'il y a un lien réel entre ces deux lésions. Jusque-là il me paraît raisonnable de ne pas ajouter une hypothèse sans preuve à toutes celles qu'on a déjà avancées. »

(1) Busch. Archives für Psychiatrie, Bd XI.
(2) Dreyfus-Brissac. Gaz. hebdomad., 30 septembre 1881.
(3) Const. Paul. Diagn. et trait. des maladies du cœur, p. 559, 1883.

FRÉQUENCE.

Quelle est la fréquence des lésions aortiques chez les ataxiques ? Cette question, d'une importance considérable, doit être examinée longuement. Voyons d'abord quelle est l'opinion des auteurs qui se sont occupés de la question, et consultons ensuite nos observations.

Berger et Rosenbach disent que l'insuffisance aortique est une complication qu'ils ont observée dans un nombre de cas relativement bien considérable.

MM. Charcot et Vulpian croient que les lésions cardio-aortiques s'observent assez souvent dans les *dernières périodes de l'ataxie.*

M. Grasset dans son mémoire avance que les lésions aortiques et cardiaques coïncident *rarement* avec l'ataxie.

M. Letulle s'exprime en ces termes : Lorsque l'ataxie locomotrice s'accompagne, *fait rare*, de lésions cardiaques, c'est surtout d'insuffisance aortique.

M. Jaubert dit qu'il a rencontré les lésions aortiques 17 fois sur 28 ataxiques, c'est-à-dire, 70 sur 100. « L'âge moyen de nos 36 ataxiques, continue-t-il, étant de 47 ans, on devrait s'attendre, d'après les statistiques d'Ormerod, à trouver, à peu près, une égale proportion de lésions mitrales et aortiques. On sait, en effet, que dans les premières périodes de la vie les affections de l'orifice mitral sont les plus fréquentes ; de 30 à 50 ans, il y a égalité de fréquence ; au delà, la proportion se renverse et devient de 38 pour les lésions aortiques, et 31 pour les lésions mitrales (soit 55 lésions aortiques sur 100). Si l'on considère combien ce dernier rapport diffère de celui que nous avons trouvé (70 sur 100), on ne pourra s'empêcher de se demander à quoi peut tenir un pareil désaccord (prédominance des lésions aortiques chez les ataxiques) ; il ne nous semble pas irrationnel, dit M. Jaubert, d'en voir la cause dans la coïncidence du tabes ».

Pour nous, ce désaccord tient tout simplement à un défaut d'attention : il paraît assez exact qu'on rencontre 55 aortiques sur 100 cardiaques *pris au hasard* (Ormerod); il est positif que M. Jaubert a trouvé 17 lésions aortiques sur 28 ataxiques, c'est-à-dire 70 sur 100 ; seulement ces 28 ataxiques n'ont pas été de même *pris au hasard*, mais triés comme sur le volet parmi plusieurs centaines d'observations. Si M. Jaubert avait tenu compte du nombre considérable d'observations qu'il a dû compulser pour trouver ses 36 ataxiques, il n'aurait pas avancé certainement un chiffre aussi formidable,

Voilà les opinions des auteurs. Mais d'où vient qu'elles sont si divergentes? A part M. Jaubert, qui manifestement s'est trompé dans ses évaluations, cela vient probablement de ce que MM. Charcot et Vulpian estiment la fréquence des affections aortiques des dernières périodes de l'ataxie, d'une manière générale et en tenant compte des antécédents pathologiques ; tandis que MM. Grasset et Letulle ne mettent en ligne de compte que les ataxiques exempts de toute tare pathologique antérieure.

Mais pour avoir expliqué cette divergence, l'incertitude sur la fréquence des ces affections n'en persiste pas moins. Nous allons tâcher par quelques chiffres, résultat de l'analyse de nos observations (1), de fixer un peu les idées.

(1) **Voy. page 17.**

Chez les ataxiques ayant eu des maladies antérieures, telles que le rhumatisme, la syphilis, etc., et qui ont dépassé l'âge de 45 ans, les lésions du cœur sont assez fréquentes ; nous les avons observées dans la proportion de 28 sur 100. On voit que MM. Charcot et Vulpian ont parfaitement raison quand ils disent que les lésions du cœur s'observent assez fréquemment dans les dernières périodes du tabes.

Chez les tabétiques exempts d'antécédents morbides personnels, les *lesions aortiques* sont manifestement rares ; nous ne les avons rencontrées que 3 fois sur 55 observations, c'est-à-dire 6 sur 100. Mais, disons-le tout de suite, ces chiffres ne sont que très approximatifs, et, en l'espèce pour arriver à une statistique exacte, il faudrait prendre aussi en considération :

1° La date du début de l'affection aortique : il est incontestable, en effet, qu'un certain nombre de ces affections précèdent l'ataxie, quand surtout celle-ci débute à un âge assez avancé. Or, les auteurs n'ont pas tenu compte de cette particularité, ou tout au moins ne l'ont pas mentionnée et nous craignons qu'on n'ait mis sur le compte du tabes des lésions qui lui étaient étrangères.

2° La période de l'ataxie où ces lésions se rencontrent les plus fréquemment. Question délicate, s'il en fût, et qui pour être résolue d'une manière satisfaisante, exige un nombre considérable d'observations et le concours de plusieurs facteurs étiologiques. Nous nous expliquons. Voilà deux ataxiques. Le premier à 36 ans et souffre depuis sept ans ; il est en pleine période paralytique, mais son cœur ne présente rien de particulier. L'autre a 48 ans, son tabes date de deux ans et n'éprouve en ce moment encore que des douleurs fulgurantes et des crises gastriques ; son cœur présente un souffle à la base. Allons-nous conclure de cela et de quelques observations analogues que les lésions du cœur sont plus fréquentes à la première période de l'ataxie? Assurément non. L'âge de la maladie constitue bien un élément étiologique important, mais *l'âge du malade* n'en constitue pas moins un autre beaucoup plus important encore et que les auteurs sont unanimes à considérer comme une cause puissante de l'endocardite scléro–athéromateuse. Si dans une statistique on ne tient compte que du premier de ces éléments, on s'expose à des erreurs regrettables ; si on ne tient nullement compte du second, on court le risque de faire les frais de théories qui ne s'appuient que sur des données insuffisantes.

CHAPITRE II.

ÉTIOLOGIE.

Existe-t-il des lésions aortiques qui soient l'effet de l'ataxie locomotrice progressive? Cette question, la plus importante peut-être de toutes celles que nous ayons à traiter, ne sera pas résolue d'une manière catégorique, vu le nombre insuffant de nos observations ; cependant l'analyse de celles que nous possédons est loin de démontrer la relation de cause à effet que certains auteurs ont voulu établir entre les deux affections.

Les lésions aortiques, qu'il nous a été donné d'observer chez les ataxiques, relèvent chez eux, comme chez les autres

malades, de l'étiologie banale des maladies du cœur,
Rhumatisme, alcoolisme, âge, syphilis, voilà les causes les
plus puissantes et les plus positives qui revendiquent ces
affections.

Quant aux lésions de l'aorte, assez rares d'ailleurs,
qu'on observe chez les tabétiques indemnes de maladies
antérieures *patentes*, nous pensons que l'âge et l'athérome
des artères « cette rouille de la vie » comme l'a si bien dit
Peter, en rendent suffisamment compte. Nous ne voyons
pas pourquoi un tabétique n'aurait pas le droit d'avoir sur
son aorte quelques plaques d'athérome.

Après tout on est loin de connaître à fond toutes les
causes qui à un moment quelconque de la vie peuvent re-
tentir sur l'appareil circulatoire et y déterminer des lésions
plus ou moins profondes, plus ou moins durables. Maintes
et maintes fois le clinicien se trouve en face de lésions cardiaques que ne peut expliquer aucune des causes réputées
capables de les produire. Eh! bien, est-il logique de voir
dans ces lésions l'effet de telle ou telle maladie, pour la
simple raison que cette dernière coïncide avec celles-là? Assurément non, quand d'autres éléments ne viennent donner
un appui plus ou moins solide à cette supposition. Si donc,
pour un nombre d'ataxiques, peu considérable en somme,
il nous est impossible de découvrir la cause de ces lésions,
cela ne doit pas nous surprendre et nous pousser à des
considérations théoriques plus ou moins vraisemblables,
ce même embarras se présentant à nous pour nombre
d'autres malades.

M. Jaubert, à propos des antécédents, dit : « De toutes
les observations que nous avons citées, il n'en est que deux
où les auteurs signalent des antécédents rhumatismaux;

leur absence est au contraire signalée quinze fois. Or, la proportion la plus faible des affections valvulaires d'origine rhumatismale est celle indiquée par la statistique de Barclay (1); cet auteur a trouvé 19 fois sur 100 fois des antécédents de rhumatisme. On voit que là encore nos chiffres s'écartent considérablement de la moyenne générale; mais ils reposent sur un nombre de faits beaucoup trop restreint pour pouvoir autoriser une conclusion probante. »

Donc M. Jaubert trouve que le rhumatisme entre pour une faible part dans l'étiologie des lésions valvulaires des tabétiques. Mais il semble avoir oublié une chose, c'est que ses observations ont été choisies dans un but déterminé, à savoir *quelle pouvait être la cause des lésions du cœur observées chez les ataxiques n'ayant jamais eu d'antécédents morbides personnels*. Or, n'est-il pas naturel que le rhumatisme figure pour si peu dans les observations de M. Jaubert? Nous trouvons même étrange que deux cas de rhumatisme aient pu se glisser dans un recueil d'observations duquel les maladies générales ont été écartées de dessein formé.

Pour notre compte nous avons rencontré le rhumatisme assez souvent comme cause des cardiopathies ataxiques. (Voy. analyse des obs., page 51.)

SYMPTÔMES, MARCHE, TERMINAISON.

Les lésions aortiques que nous avons rencontrées chez les ataxiques n'ont présenté aucun signe particulier; elles

(1) Potain et Rendu. Art. Cœur, in Dict. encycl. sc. méd. 1re série, t. XVIII, p. 492.

se sont montrées ici comme ailleurs, avec leur symptomatologie banale.

M. Grasset a cru reconnaître que chez les ataxiques la lésion cardiaque n'a pas sa marche clinique habituelle ; elle lui paraît caractérisée par ce double fait : 1° que les malades ne présentent pas les éléments étiologiques habituels des affections du cœur ; 2° que la lésion cardiaque ne se traduit à l'extérieur par aucun des symptômes qui forment le cortège habituel des maladies du cœur.

Nous allons passer rapidement en revue ces deux propositions.

La première a été discutée à propos de l'étiologie ; nous ne faisons donc qu'y renvoyer le lecteur. (Voy. page 13.)

La seconde nous paraît aussi peu fondée que la première. En effet, de toutes les lésions orificielles du cœur, il n'en est pas, de l'avis unanime des auteurs, qui restent plus longtemps silencieuses que les lésions de l'orifice aortique. M. Bucquoy raconte, dans ses leçons cliniques, l'histoire d'un malade chez qui les premiers symptômes de la lésion valvulaire (insuf. aortique) ne s'étaient révélés que vingt-sept ans après les derniers accidents du rhumatisme. D'autres auteurs rapportent des exemples semblables ; enfin, ne voyons-nous pas tous les jours des gens atteints de lésions aortiques même considérables, et qui pour longtemps n'en sont nullement incommodés ?

Si dans le cœurs de l'ataxie ces lésions ne se traduisent par aucun des symptomes qui forment *leur cortège habituel*, nous croyons qu'il faut voir là, non pas une influence occulte que l'ataxie exercerait sur ces lésions, mais tout simplement une manière d'être des affections aortiques, qui pour n'être pas constante ne manque pas de s'offrir assez souvent en clinique.

Quant à la terminaison, elle est pleine d'intérêt pour le clinicien. Si un grand nombre de fois la mort survient par les lésions du rein consécutives à celle de la vessie, ou par les lésions pulmonaires, d'autres fois aussi c'est la lésion cardiaque qui amène l'issue fatale par asystolie ou syncope. C'est là ce qui avait particulièrement attiré l'attention de MM. Charcot et Vulpian ; ce dernier observateur semble même considérer la mort par le cœur comme assez fréquente dans les dernières périodes de l'ataxie.

CHAPITRE III.

OBSERVATIONS.

Les observations sur lesquelles repose notre travail sont de deux ordres :

1° Celles que nous avons trouvées dans les auteurs ;

2° Celles que nous-mêmes avons recueillies dans les différents services hospitaliers.

Les premières, au nombre de vingt-neuf, se rapportent bien à des lésions aortiques observées chez des ataxiques exempts d'antécédents morbides personnels ; mais elles ne donnent aucune idée de la fréquence de ces lésions, les auteurs n'ayant pas fait connaître le nombre des tabétiques sur lesquels ils ont observé.

Les autres, au nombre de cinquante-cinq, nous les

avons recueillies au *hasard* et sans idées préconçues dans un but de contrôle et de statistique. Leur nombre n'est pas peut être assez considérable pour entraîner la conviction, mais nous croyons qu'il est suffisant pour donner une idée assez exacte et de la fréquence et des causes des affections aortiques des ataxiques.

Nous croyons utile, avant d'aller plus loin, de montrer la manière avec laquelle nous avons procédé à l'examen de nos malades.

Tout d'abord, nous ferons remarquer que nos malades sont des tabétiques avérés, reconnus comme tels dans les différents services où nous les avons observés ; de plus, chez le plus grand nombre d'entre eux, l'ataxie évoluait depuis un certain nombre d'années.

Le cœur a été l'objet d'un examen sérieux, et toutes les fois que nous nous sommes trouvé en présence d'un cas douteux, nous avons toujours eu le soin de prendre l'avis de nos maîtres.

Les antécédents ont été scrupuleusement recherchés et nous pouvons en affirmer l'exactitude, du moins en ce qui concerne les hommes, car chez les femmes, surtout celles qui depuis de longues années restent à l'hôpital et qui connaissent ce qu'elles doivent cacher dans un interrogatoire, la syphilis et l'alcoolisme sont très souvent systématique-ment niés.

Les sept premières observations, d'un laconisme outré, sont les faits d'insuffisance aortique consignés dans le mémoire de Berger et Rosenbach ; ces auteurs se contentent des indications suivantes :

I. — J. H..., femme (les deux affections démontrées par l'autopsie).

II. — N. N..., femme, environ 40 ans.

III. — P. R:..., femme, 36 ans.

IV. — V. F..., homme, 42 ans.

V. — M. S..., femme, 39 ans.

VI. — R. H..., femme, 56 ans.

VII. — L. G..., femme, 56 ans.

Des neuf observations qui suivent, la quinzième est personnelle à M. Grasset, les autres ont été recueillies par lui dans différents ouvrages.

VIII. — Topinard (1). — G..., Louis, bureaucrate, âgé de 49 ans. Mère nerveuse. De bonne heure se livra avec frénésie à la masturbation. A 32 ans, un petit chancre sur la verge qui guérit rapidement par la cautérisation. Ce chancre ne fut pas suivi d'accidents spécifiques et n'exigea aucun traitement interne.

Douleurs fulgurantes. Myosis. Incoordination des mouvements surtout à gauche.

On entend à la base du cœur un bruit de souffle doux se prolongeant dans les vaisseaux, et à la pointe un tintement métallique. L'absence d'autres troubles cardiaques autorise à les considérer, dit Topinard, comme anémiques.

Cette observation n'a qu'une médiocre importance au point de vue qui nous occupe. Le souffle perçu à la base, ainsi que l'a dit Topinard, peut être attribué à l'anémie. Dans tous les cas, rien ne prouve que ce soit là un souffle déterminé par une lésion organique de la base du cœur.

(1) Topinard. De l'ataxie loc. Obs. CCXXIV, p. 421, 1864.

IX. — Charcot et Bouchard (1). — S..., Catherine, entre à la Salpêtrière à l'âge de 51 ans. Pas de rhumatisme. Syphilis à l'âge de 20 ans. Dans ce cas célèbre, les douleurs fulgurantes seules constituèrent toute la maladie.

En 1863, bruit de souffle doux au cœur, se prolongeant dans les carotides. En 1865, accès de dyspnée dans la nuit. Double bruit de souffle au cœur, rude ayant son maximum à la base, s'étendant faiblement à la pointe, se prolongeant dans les carotides. Le bruit du second temps est plus marqué et comme râpeux. Il n'y a jamais eu d'œdème des extrémités ; les urines ne contiennent pas d'albumine.

La malade succomba en 1866.

A l'autopsie, outre la lésion classique de la moelle, le cœur pesait 550 grammes ; hypertrophié d'une manière générale, il était distendu par une grande quantité de sang noir. La crosse de l'aorte était dilatée, ses parois épaissies étaient encroûtées d'athérome calcaire non ulcéré. Les valvules sigmoïdes de l'aorte, dures, recroquevillées, produisaient une insuffisance très prononcée, et portaient sur leur bord libre de petites végétations verruqueuses, formées exclusivement de fibrine en régression graisseuse, sans traces d'organisation.

X. — Delamare (2). — Pierre G..., 42 ans, charretier. Pas d'antécédents syphilitiques, pas de rhumatisme, ni alcoolisme.

Douleurs fulgurantes, crises gastriques, etc. Anesthésie aux membres inférieurs et aux mains. Incoordination des mouvements. Jamais de palpitations.

(1) Société de biologie, 1866, p. 12.
(2) Thèse de Paris, 1866, n° 250, Obs. II, p. 25.

La pointe du cœur bat dans le sixième espace intercostal ; dédoublement du premier bruit surtout à la base. Très léger œdème du membre inférieur droit. Des deux côtés l'artère fémorale paraît être athéromateuse.

XI. — Voisin (1). — Françoise Calais, couturière, 58 ans. Jamais d'attaque de rhumatisme ; aucune manifestation scrofuleuse ou syphilitique. Pendant sept ans douleurs gastralgiques revenant tous les quinze jours, durant vingt-quatre à trente-six heures. Sensations de brûlure, déchirure. En plus, pendant trois ans doulenrs térébrantes dans les membres.

Les battements du cœur sont un peu parcheminés. Les artères sont rudes au toucher.

La malade succombe à une pneumonie.

A l'autopsie, le péricarde contient 100 grammes de liquide. Cœur mou, flasque, surchargé de graisse. Valvules athéromateuses.

XII. — A. Jean (2). — La nommée Barbier, âgée de 50 ans. La maladie a débuté par des douleurs fulgurantes très intenses dans les membres inférieurs et la région épigastrique. Crises gastriques. Crises laryngées.

A l'autopsie, légère insuffisance aortique. Hypertrophie très considérable du ventricule gauche.

XIII. — Vulpian (3). — G... (Marie), âgée de 50 ans... La malade était très impressionnable, elle pleurait sans

(1) Bull. Soc. anatomique, XLIX, 1874, p. 814.
(2) Bull. Soc. anatom, L. 1875, p. 807.
(3) Vulpian. Maladies du système nerveux, p. 394

motifs. Elle dit n'avoir jamais eu de crises nerveuses. Pas d'excès vénériens.

Elle paraît n'avoir jamais eu de rhumatisme ; pas de syphilis.

Douleurs fulgurantes. Incoordination motrice. Troubles variés de la sensibilité dans les membres inférieurs.

La matité précordiale est augmentée d'étendue, ayant doublé à peu près. La pointe bat à trois travers de doigt au-dessous du mamelon.

A la base, le premier bruit est légèrement prolongé ; le second présente un souffle très manifeste ayant son maximum au niveau de la troisième côte à droite du sternum ; tandis que le prolongement du premier bruit devient presque un souffle lorsqu'on remonte vers la base du cou.

A la pointe, bruit de souffle présystolique doux.

Double bruit de souffle dans les vaisseaux de la base du cou : le premier, synchrone au pouls, est le plus fort, tandis que le second, qui coïncide avec la systole artérielle, est assez faible.

Dans l'artère crurale on perçoit également un bruit de souffle coïncidant avec la systole et la diastole artérielle ; le deuxième est très faible.

15 décembre. La malade, etc.

24 janvier. La malade a depuis deux ou trois jours une dyspnée assez forte. Hier soir, névralgie intercostale à gauche ; dyspnée assez intense.

Cœur. Le bruit de souffle semble avoir augmenté (deuxième temps) ; matité précordiale plus étendue. On entend également le bruit de souffle à la pointe au second temps, mais il est moins fort qu'à la base. Un peu d'œdème des mains.

26. Elle meurt dans la nuit dans un accès de dyspnée.

Autopsie. Insuffisance aortiqne due à la lésion des valvules sigmoïdes, qui sont épaissies, ratatinées. Les lames de la valvule mitrale sont un peu épaissies.

Il n'y a aucune lésion dans le cœur droit.

L'aorte à son origine est rugueuse, inégale et présente une endartérite scléreuse et athéromateuse très accusée. Cette lésion se continue dans toute la longueur de l'aorte.

XIV. — Vulpian (1). — D... (Louise-Victoire), 72 ans. Jamais de rhumatisme ni de goutte. Tous les symptômes ordinaires du tabes dorsalis.

A l'autopsie, les cordons postérieurs... § cœur : volume normal ; dépôts athéromateux dans l'épaisseur de la valvule bicuspide ; les valvules sigmoïdes sont également le siège d'une légère altération athéromateuse et paraissent comme agrandies, pour remédier à la dilatation de l'orifice. L'orifice aortique est en effet élargi lui-même, mais la portion de l'aorte qui lui fait suite est bien plus élargie encore ; il y a là une dilatation aortique de toute la circonférence, et le calibre de l'artère paraît bien augmenté d'un tiers. L'aorte, dans toute la hauteur de la portion ascendante de la crosse, est très altérée et présente de nombreux dépôts athéromateux, des plaques calcaires, des ulcérations au début.

XV. — Grasset (2). — Homme... la maladie a débuté par de la gastralgie, plus tard sont survenues les douleurs

(1) Vulpian. Leçons sur les maladies du système nerveux, p. 406.
(2) Grasset. Contribution à l'étude du retentissement des maladies douloureuses sur le cœur. Montpel. médical, 6 juin 1880.

fulgurantes dans les membres. Les crises douloureuses sont toujours restées très fortes. L'anesthésie plantaire existe. Seulement il y a en plus une hémianesthésie gauche générale et complète. Il y a incoordination absolue. En même temps on observe des crises de contractures qui surviennent soit quand le malade cherche à mouvoir ses membres, soit pendant les attaques douloureuses.

Aucun antécédent rhumatismal, aucune étiologie connue à cette maladie.

La pointe du cœur bat dans le sixième espace intercostal. A l'auscultation, souffle intense à double courant avec maximum à la base. A la pointe, on perçoit un souffle au premier temps suivi d'un petit claquement au second temps. Le souffle se retrouve au premier temps dans les artères du cou. Pouls régulier et petit.

XVI. — Vulpian (1). — D... (Anne-Marguerite), 53 ans, domestique. Douleurs dans le dos et intercostales, etc. « Au cœur, à la base, bruit de souffle, bruit de rappel. »

A l'autopsie, les faisceaux postérieurs de la moelle sont, dans toute leur étendue, le siège d'une sclérose très prononcée. Adhérence totale des deux feuillets péricardiques. Cœur à parois un peu friables et jaunâtres ; rien aux valvules et orifices ; quelques plaques scléro-athéromateuses dans l'aorte thoracique et abdominale.

Des huit observations qui suivent, deux sont personnelles à M. Jaubert ; les autres ont été recueillies par lui dans différents travaux sur l'ataxie locomotrice, publiés soit en France, soit à l'étranger.

(1) Vulpian. Mal. du syst. nerveux, Obs. II, p. 339.

XVII. — Köhler (1). — Küttel (Joseph), 42 ans. Amaurose de l'œil droit ; paralysie des deux jambes : le malade ne·peut les mouvoir un peu que s'il est soutenu et s'il fait clair dans la chambre. Les bras aussi sont profondément atteints. La colonne vertébrale n'est nulle part douloureuse à la pression. Les paroxysmes douloureux qui existaient autrefois sont rares maintenant.

Rien d'anormal au cœur.

A l'*autopsie* le cœur est sain, abstraction faite des lésions athéromateuses commençantes des valvules mitrales et aortiques.

XVIII.— Köhler (1). — Rort (Christophe), 60 ans. Son père est mort d'une lésion médullaire,

Pollutions nocturnes. Sensations de coton sous les pieds et grande faiblesse dans les jambes. Amaurose double. Douleurs lombaires survenant rarement. La pression excercée sur les apophyses épineuses n'éveille nulle part de la douleur.

Le choc du cœur est faible, à peine perceptible. On entend à la base du cœur, et surtout au point correspondant aux valvules aortiques, un souffle qui remplace le bruit systolique, est très éclatant et se propage aux carotides. Les artères sont rigides ; le pouls petit, régulier.

Autopsie. La crosse de l'aorte a un diamètre qui est du double au triple du diam. normal. L'aorte descendante est aussi un peu dilatée, et est comme la crosse, athéromateuse

(1) Köhler. Sechs Fälle von Bückenmark serkrankungen, mit den Sectionsberichten ; Deutsche klinik 1859. Obs. II, p. 110. Jaubert, thèse de Paris.

(1) Köhler, etc. Obs. IV, p. 152.

au plus haut degré. Les valvules aortiques sont tellement ossifiées qu'il en résulte un rétrécissement considérable de l'orifice aortique.

XIX. — Obermeler (1). — Gerlach, 52 ans, prêteur sur gages.

Diagnostic : Paralysie progressive et tabes dorsalis.

Depuis six mois plusieurs attaques épileptiformes ; marche difficile ; parole gênée ; perte de la mémoire ; la sensibilité est obtuse.

Symptômes tabétiques manifestes ; démarche très peu sûre.

Mort après une attaque épileptiforme.

Autopsie : Dégénérescence grise des cordons postérieurs. Endocardite chronique des valvules aortiques ; insuffisance aortique.

XX. — Pierret (2). — Henriette Molli, 60 ans, femme de ménage. Crises douloureuses ayant le caractère fulgurant. Marche difficile. Incoordination motrice. Atrophie musculaire à droite.

Autopsie. Sclérose des cordons postérieurs dans toute la hauteur de la moelle avec extension de la lésion à la corne antérieure de la substance grise du côté droit.

Le cœur est très volumineux, il pèse environ 500 grammes. Les cavités cardiaques sont très augmentées sans amincissement des parois. L'aorte est extrêmement athéromateuse ; on rencontre sur ses parois un certain nombre de foyers de ramollissement athéromateux.

(1) Obermeler. Dégénération der Rückenmarksbei der progressiven paralyse, etc. Archiw. für Psychiatrie, 1867, p. 189. Cité par Jaubert.
(2) Pierret. Arch. de physiol., 1870. p. 599, cité par Jaubert.

XXI.—Erb (1), X..., 47 ans. Syphilis contractée il y a 16 ans. Douleurs lancinantes ; diplopie passagère ; douleurs en ceinture ; faiblesse de la vessie. Ataxie modérée. Force très considérable ; sensibilité des pieds un peu diminuée ; retard de la sensation douloureuse. Vue normale.

Insuffisance des valvules aortiques.

XXII. — Vulpian (2). — F... (Elise), 51 ans, domestique, entre le 5 avril 1877. Pas d'antécédents héréditaires, pas de maladie sérieuse.

Douleurs fulgurantes dans les membres. Sensibilité intacte. Perte de la sensation du plancher. La démarche est celle d'un aveugle.

La vue baisse depuis longtemps ; maintenant elle voit les objets comme à travers un voile. Pas d'opacité du cristallin.

Cœur. Double bruit de souffle doux à la base, celui du second temps plus fort que le premier. Premier bruit de la pointe légèrement soufflant. Double bruit de souffle dans les artères fémorales.

Le 8 vomissements. Dyspnée allant jusqu'à la suffocation.

Le 9 la malade meurt à la suite d'une syncope.

Autopsie. Insuffisance aortique. L'aorte est énormément dilatée, à la crosse surtout : c'est une dilatation simple occupant toute la circonférence du vaisseau laquelle ne mesure pas moins de 8 à 9 centimètres. Cette portion du vaisseau est parsemée de plaques athéromateuses.

(1) Zur Pathol. des Tabes dorsalis (Deutch. Arch. für klin. Medecin 1879. Obs. VIII.

(2) Vulpian. Cliniques de la Charité, 1879. Obs. CLIII, p. 823 cité par Jaubert.

XXIII. — Jaubert (1). — Louise Paillard, 54 ans, piqueuse de bottines; pas d'antécédents héréditaires à signaler. La maladie a débuté il y a quatorze ans.

Gonflement des genoux. Retard dans la perception des sensations. Crises de douleurs fulgurantes. Incoordination motrice.

La malade est prise presque chaque jour d'hémoptysie. En même temps que ces hémoptysies est survenu des palpitations et des crises dyspnéïques.

La matité cardiaque commence au niveau du mamelon et descend jusqu'à 8 centim. plus bas. La matité transversale mesure dix centimètres.

A la base, bruit de souffle râpeu au premier temps et prolongement du second bruit avec piaulement. Les bruits se propagent à l'artère carotide, mais ne s'entendent plus que faiblement à la pointe.

Le pouls est petit, régulier. A l'auscultation de l'artère crurale, on ne perçoit qu'un bruit de souffle coïncidant avec la systole cardiaque.

XXIV. — Jaubert (2). — J... (Ernest), 37 ans, marbrier. Pas d'antécédents héréditaires ; jamais de rhumatisme.

La maladie a débuté par des douleurs dans le genou, la cuisse et l'aîne du côté droit ; plus tard il s'y est ajouté des douleurs en ceinture qui provoquaient des nausées et des vomissements.

Depuis six mois, diplopie avec amblyopie assez forte pour qu'au crépuscule le malade ne voie plus. Céphalalgie rebelle.

(1) Jaubert. **Thèse de Paris. Obs. XXXIV, p. 26.**
(2) Jaubert. Loc. cit.

Etat actuel.—Le malade commence à éprouver des difficultés dans la marche pendant le jour. La nuit elle est à peu près impossible.

La station debout et la marche sont impossibles si on lui fait fermer les yeux.

Absence du réflexe rotulien.

Cœur. — A la base, le premier bruit est remplacé par un souffle bien caractérisé ; le second bruit est complètement voilé. Le pouls est en même temps dur et peu sensible. M. Cornil conclut à une lésion aortique et une aorte dure àthéromateuse.

Les quatre observations qui suivent ont été publiées en 1881 ; nous les avons recueillies dans les journaux « *France médicale* » et « *Encéphale* ».

XXV.—Letulle (1).—Germain (Victor), 47 ans, entre à l'hôpital le 17 janvier 1877. Pas de rhumatisme, pas de syphilis.

Il est atteint depuis sept ans de douleurs fulgurantes extrêmement violentes. Il n'y a pas d'incoordination motrice: toutefois, lorsqu'il se tient debout, les yeux fermés, il oscille sur ses jambes et tomberait s'il n'était soutenu etc...

Battements artériels très visibles au cou. Palpitations fréquentes. Le pouls est bondissant, mais régulier.

Cœur hypertrophié ; la pointe bat violemment dans le huitième espace intercostal. Rien à la pointe, mais, à la base, souffle diastolique aspiratif, prolongé.

Depuis deux ans et demi environ s'est produite une rétraction spontanée de l'aponévrose palmaire à chaque main.

(1) Letulle. Gazette médicale 1880, p. 507.

Le malade attribue cette déformation aux douleurs fulgurantes.

Le malade meurt par asystolie cardiaque.

Autopsie. — Cœur volumineux, pesant 860 grammes.

L'aorte est le siège de lésions arthéromateuse très étendues. Les valvules sigmoïdes sont rétractées, épaissies, très insuffisantes. Athérome des artères cérébrales. Artérite chronique rénale.

XXVI. — Letulle (2). — *Ataxie fruste. Lésions aortiques. Angine de poitrine*. — R..., Alfred, 48 ans, cuisinier. Douleurs fulgurantes atroces dans les membres supérieurs et dans la face. Ces douleurs reviennent par accès et s'accompagnent de palpitations violentes et d'oppression.

A trois reprises différentes, R... a ressenti dans la région sternale supérieure des douleurs extrêmes en même temps qu'il éprouvait une angoisse indéfinissable dans le cours de laquelle il « se sentait mourir ». Pas d'incoordination manifeste. Un peu d'anesthésie plantaire. Perte du réflexe rotulien. Douleurs en ceinture. Crises gastriques. Crises rectalgiques violentes à la suite desquelles le malade rend souvent du sang qui provient d'hémorrhoïdes volumineuses. La vue est un peu affaiblie. Pas de diplopie. Palpitations.

Les battements du cœur sont énergiques. A l'auscultation on trouve : 1° au niveau de la crosse aortique, sur la partie supérieure du sternum, un double bruit de souffle très rude, très court, se propageant vers la clavicule gauche (rugosités aortiques), 2° souffle diastolique aspiratif un

____

(1) Letulle. Gazette médicale 1880, p. 518.

peu rude, et souffle systolique court, mais fort, au foyer d'auscultation de l'orifice aortique; 3° à la pointe, un roulement légèrement présystolique et prolongé se propageant vers l'aisselle gauche. Le malade se plaint d'entendre distinctement un bruit de souffle dans la poitrine, la nuit quand il veut dormir.

Le pouls est dur, légèrement bondissant, mais plus faible qu'on ne croirait au premier abord. Toutes les artéres périphériques appréciables au toncher, sont épaissies, indurées, irrégulières.

XXVII. — Thibierge (1). — La nommée P. C..., âgée de 57 ans, entre le 27 mai dans le service de M. le professeur Ball.

Le début de l'affection médullaire remonte à une dizaine d'années; à cette époque la marche devint difficile, les jambes étaient affaiblies. Peu après survinrent une sensation d'oppression, de constriction épigastrique, et des palpitations en rapport sans doute avec la lésion cardiaque dont la malade est atteinte, et, depuis lors, il se produisit à plusieurs reprises, de l'œdème des membres inférieurs.

Vers 1874 ou 1875 apparurent des douleurs fulgurantes dans les membres inférieurs. La marche devint de plus en plus difficile. En 1878 la malade était devenue incapable de marcher, tant à cause de l'affaiblissement des membres inférieurs, qu'à cause de l'incoordination motrice, puis, l'incoordination se montra, à un faible degré, aux membres supérieurs.

Depuis quelques mois la vue est devenue faible, mais jamais il n'y a eu de diplopie.

(1) Encéphale. Juin 1882, page 274.

Lors de l'entrée de la malade à l'hôpital, on constate les signes les plus nets d'ataxie locomotrice : le sens de position des membres inférieurs est profondément perverti ; aux membres supérieurs, il est peu atteint.

La sensibilité est diminuée aux membres inférieurs.

Les réflexes du tendon rotulien sont totalement abolis, ainsi que les réflexes plantaires.

A l'auscultation du cœur, on constate un souffle diastolique de la base.

Pendant les années 1879 et 1880, les douleurs fulgurantes sont très intenses, la malade réclame des injections hypodermiques de morphine : au niveau d'une de ces injections pratiquées à la cuisse droite, se développe, au mois de décembre 1880, un phlegmon diffus très étendu.

La malade succombe, épuisée par la suppuration, le 9 janvier 1881.

A l'autopsie, nous constatons, à l'œil nu une sclérose des cordons postérieurs dans toute l'étendue de la molle : cet organe ayant été égaré, nous n'avons pu examiner au microscope l'état des artérioles spinales.

Le cœur, volumineux, flasque, pèse 270 grammes. En faisant couler de l'eau par l'aorte, il est facile de s'assurer qu'il existe une large insuffisance des valvules aortiques. Ces valvules sont dures, scléreuses et épaissies ; sur l'une d'elles, existe une végétation résistante, en forme de chou-fleur, du volume d'un petit haricot ; sur les deux autres valvules, se sont développées deux petites végétations, grosses comme des têtes d'épingle. La valvule mitrale est saine.

L'aorte, dans toute l'étendue de sa portion thoracique,

est couverte; de plaques presque confluentes d'athérome, elle est dilatée au niveau du grand sinus.

Les artères de l'encéphale sont légèrement athéromateuses.

Les autres organes ne présentent aucune lésion digne d'être notée, si ce n'est un léger degré de néphrite interstitielle.

XXVIII. — Thibierge (1). — Le nommé H..., 33 ans, garçon d'écurie, d'origine anglaise, entre dans le service de M. Ball.

Cet homme n'a jamais eu de maladie sérieuse; il n'a eu ni syphilis ni rhumatisme articulaire; jamais il n'a fait d'excès alcooliques, mais il boit chaque jour une assez grande quantité d'alcool.

Symptômes tabétiques certains, avec phénomènes paraplégiques à début rapide.

Le malade accuse, des deux côtés du thorax, une sensation de constriction; il ressent des battements parfois assez violents du côté droit. A la partie supérieure du thorax on constate quelques dilatations veineuses.

Au niveau de la quatrième articulation chondro-sternale, thrill diastolique et systolique. A l'auscultation double souffle. Le souffle ne se propage pas vers la pointe, qui bat à un centimètre au-dessous du mamelon.

Le pouls fort, bondissant, est semblable aux deux artères radiales. Les artères sont fortement athéromateuses.

XXIX. — Féré (2). — Homme, 60 ans, grand buveur, qui, outre des phénomènes tabétiques, présente un certain

(1) Thibierge. Encéphale, 25 juin 1882. Obs. II.
(2) Faré. Soc. anatomique, 25 février 1881. Cité par Jaubert.

Balacakis.   3 degré d'excitation cérébrale. Il est mort subitement après son repas.

Autopsie. — Anévrysme disséquant de l'aorte.

Voilà les observations citées par les auteurs. Comme on le voit, sauf deux, qui se rapportent à des cas d'anévrysme de l'aorte, presque toutes les autres ont trait à l'insuffisance de l'orifice aortique et à l'athérome.

Nous allons, maintenant, mettre sous les yeux du lecteur, celles que nous avons recueillies dans les différents hôpitaux. Les treize premières appartiennent au service de notre maître M. Damaschino.

XXX. (Recueillie dans le service de M. Damaschino.) — Brignon, 52 ans, est couchée au n° 1 de la salle Louis.

Antécédents héréditaires nuls. Pas de syphilis ni rhumatisme. Elle n'a jamais fait d'excès alcooliques.

Apparition des règles à 15 ans ; une seule grossesse, ménopause à 50 ans.

A l'âge de 24 ans, la malade a ressenti des douleurs névralgiques dans le conduit auditif gauche et la joue correspondante. Ces douleurs durèrent un mois.

En 1878, palpitations violentes, accès d'oppression, anasarque. Elle entre dans le service de M. Bouchard, et au bout de quelque temps ces symptômes alarmants disparaissent. Vers la fin de la même année, pleurésie droite ; un an après, la pleurésie récidive et M. Dieulafoy la ponctionne. Peu de temps après, variole ; elle reste quatre mois à Tenon.

La malade raconte que, quelque temps après cette guérison, elle a éprouvé dans les membres inférieurs, des douleurs vives et rapides comme l'éclair à paroxysmes surtout nocturnes. La base du thorax était le siège d'une constriction pénible que la malade compare à la sensation d'une corde fortement serrée. Anesthésie plantaire et sensation de coton, vers la même époque. Aujourd'hui, elle a recouvré la notion du sol.

Les douleurs fulgurantes persistent toujours, mais elles ont perdu de leur intensité. Le maximun de la douleur réside à la partie moyenne de la face externe de la jambe gauche.

La malade progresse difficilement dans l'obscurité, et garde avec difficulté l'équilibre dans la station debout. Elle apprécie la position occupée par ses membres dans le lit. Pas d'incoordination motrice. Perte du réflexe patellaire. Perception immédiate des impressions tactile et douloureuse.

Jamais aucune paralysie oculo-motrice.

Myosis double très accentué; on produit des changements pupillaires en faisant varier l'accommodation. Pas d'achromatopsie.

Elle n'a jamais présenté de troubles laryngo-bronchiques ni d'arthropathies ; néanmoins, les articulations scapulo-humérales sont douloureuses.

Pas de crises gastriques.

La malade se rappelle avoir eu de fortes douleurs au niveau du col de la vessie, il y a deux ans ; ces douleurs apparaissaient au moment de la miction, et rendaient celle-ci très pénible. Pas de crises rectales. Constipation quelquefois.

Cœur. — La pointe du cœur bat au niveau du bord supérieur de la 7e côte. A l'auscultation : double souffle systolique et diastolique à la base ; le premier à un timbre râpeux, le second doux et aspiratif.

Rétrécissement et insuffisance aortique.

Double souffle dans les vaisseaux du cou. Les battements des artères du cou sont exagérés.

Pouls de Corrigan.

La malade, dont l'observation précède, est morte d'une syncope le 17 février.

A l'autopsie on trouva le cœur considérablement hypertrophié. L'aorte était dilatée et parsemée de nombreuses plaques d'athérome. Les valvules sigmoïdes, dures, épaissies, rétrécissaient l'orifice aortique. Celui-ci était en outre insuffisant ; un filet d'eau versé dans l'aorte s'écoulait librement par le ventricule dont on avait coupé préalablement la pointe. La valvule mitrale était saine.

XXXI. (Recueillie dans le service de M. Damaschino.) — Marche, Marie, 45 ans, cuisinière, n° 1, salle Saint-Louis. Aucune autre maladie sérieuse. Variole à l'âge de 8 ans.

Début il y a trois ans par des douleurs intercostales. Peu après douleurs en ceinture. Pas de crises gastriques. Pas de diplopie. Il y a un an la vue a commencé à baisser ; aujourd'hui amaurose complète. Strabisme. Sensations de coton. Incoordination. Retard dans la perception. Hyperesthésie au froid. Elle n'urine que deux fois par jour après efforts.

Cœur. — Le sternum est bombé au tiers supérieur. La pointe bat au 6e espace intercostal. Palpitations. A la base du cœur, souffle au second temps, doux et aspiratif, qui se propage dans les vaisseaux du cou.

Battements de toutes les artères du cou. Pouls de Corrigan. Artère radiale épaissie.

Les observations qui suivent ont été recueillies également dans le service de M. Damaschino.

XXXII. — Rattier, 66 ans, n° 8, salle Saint-Louis. Aucune maladie sérieuse.

Il y a quatre ans, sensations de froid aux deux talons, ayant duré deux mois. Il y a trois ans, craquements et gonflement du genou gauche ; vers la même époque, douleurs fulgurantes aux cuisses. Un peu plus tard, le genou droit s'est pris à son tour, la tuméfaction des genoux est surtout due à l'épaississement de la synoviale. Incoordination, etc.

Cœur normal.

XXXIII. — Sourrichère, 44 ans, n° 9, salle Louis. A l'âge de 16 ans rhumatisme.

Il y a sept ans, douleurs fulgurantes aux orteils ; ensuite, elles gagnèrent les jambes et les cuisses. En 1878 douleurs en ceinture. Diplopie. Stabisme. Myosis à droite. Incoordination. En 1880, amaurose pendant deux mois ; la malade raconte qu'en ce moment elle était enflée, qu'elle avait des maux de tête violents et quelques mouvements convulsifs. Maintenant la vue est assez bonne. Douleurs intercostales, etc.

Rien à la base du cœur. Le pouls est mou, dépressible. A la pointe le premier bruit est légèrement prolongé.

XXXIV. — Grignon, 29 ans, n° 25, salle Louis. Rhumatisme.

Début il y a six ans, par des douleurs fulgurantes aux membres inférieurs. Crises gastriques. Incoordination. Sensations de coton. Elle perd sa jambe droite. Il y a deux mois, douleurs fulgurantes aux bras. La vue faiblit. Maux de tête. Difficultés pour uriner, etc.

Rien à la base du cœur. A la pointe le premier bruit est prolongé.

XXXV. — Sens, 51 ans, couchée au n° 22 de la salle Louis.

Début, il y a dix ans, par des douleurs au côté gauche; coup de poignard, etc. Crises gastriques violentes depuis le commencement de la maladie. Douleurs lancinantes aux membres, etc.

Rien au cœur.

XXXVI. — Decillet, 46 ans, couchée au n° 16 de la salle Louis. Aucune maladie.

Il y a trois ans, douleurs au niveau de la hanche gauche ; peu après, fracture spontanée du col du fémur. La fracture s'est consolidée au bout de trois mois; mais six semaines après, nouvelle fracture du col. Après deux ans, fracture spontanée du col du fémur droit. Crises gastriques. Douleurs en ceinture. Myosis. La vue faiblit constamment, etc.

Rien au cœur.

XXXVII. — Baticle, 49 ans, couché au n° 15, salle Velpeau. Il y a vingt-cinq ans, syphilis.

Début, il y a six ans, par des douleurs fulgurantes aux

mollets. Douleurs en ceinture. Pas de crises gastriques. Diplopie pendant quelques jours. Vue bonne. Difficultés pour uriner. Incoordination. Perte du réflexe patellaire. Myosis.

Rien à la base du cœur.

XXXVIII. — Méjassin, 51 ans, couché au n° 28, salle Velpeau. Aucune maladie.

Début, il y a dix ans, par des douleurs fulgurantes aux jambes. Douleurs en ceinture. Pas de crises gastriques. Hyperesthésie de la moitié supérieure de la face à droite. Douleurs fulgurantes aux bras. Myosis. Il a vu trouble pendant quelque temps ; aujourd'hui la vue est bonne. Incoordination. Perte du réflexe.

Rien au cœur.

XXXIX. — Istace, 39 ans, n° 20, salle Velpeau. Il y a dix-sept ans, syphilis.

Il y a cinq ans, envies d'uriner irrésistibles ; au moment de la miction, sensation de brûlure le long du canal. Douleurs en ceinture. Crises gastriques. Douleurs fulgurantes. Diplopie. Incoordination, etc.

Rien au cœur ni au pouls.

XL. — Duperrou, 43 ans, n° 26, salle Velpean. Aucune maladie sérieuse.

Début, il y a huit ans, par des douleurs fulgurantes aux jambes, suivies de crampes. Douleurs en ceinture. Pas de crises gastriques. Douleurs fulgurantes aux bras. Amaurose presque complète. Strabisme et chute de la paupière supérieure. Il y a quelques mois, crises uréthrales et rectales. Crises laryngées. Incoordination.

Cœur normal.

XLI. — Boutmy, 28 ans, n° 31, salle Velpeau. Pas d'antécédents personnels.

Début, il y a trois ans, par des douleurs fulgurantes aux jambes. Il a perdu ses urines. Pas de crises gastriques. Diplopie pendant un an. Sensation de coton. Il a perdu ses jambes. Incoordination.

Rien à la base du cœur.

XLII. — Hamon, 34 ans, salle Bayle. Rhumatisme.

Il y a dix-huit mois, le malade dit que sa jambe droite commença à *fléchir* sous lui. Peu après, la marche devenait difficile dans l'obscurité. Depuis dix mois, douleurs fulgurantes aux jambes, suivies de crampes. Douleurs en ceinture. Pas de diplopie. La vue baisse, etc.

Rien à la base du cœur.

Les dix-sept observations qui suivent ont été prises dans le service du professeur Debove.

XLIII. — Jean Pitiot, 52 ans. En 1848, rhumatisme articulaire aigu ayant duré deux mois. En 1855, chancre induré suivi de roséole, plaques muqueuses.

L'ataxie a débuté en 1867 par des douleurs fulgurantes. Douleurs en ceinture. Diplopie. Amblyopie progressive. Incoordination.

Le cœur ne présente rien de particulier. Le pouls est normal.

XLIV. — Baquet, 47 ans. Pas de rhumatisme. A l'âge de 42 ans, le malade dit avoir contracté un chancre qu'il n'a traité que pendant un mois et demi. Jamais d'accidents spécifiques, prétend-il. Cependant la cloison du nez manque totalement.

L'ataxie a débuté à l'âge de 36 ans. Douleurs fulgurantes atroces ayant duré pendant onze ans. Diplopie. Pas d'amblyopie. Incoordination. Crises laryngées.

Rien au cœur.

XLV. — Garrot, 55 ans. Pas de rhumatisme; pas de syphilis. Fièvre typhoïde à 20 ans.

A l'âge de 45 ans, douleurs fulgurantes. Pas de diplopie. Amaurose devenue complète en six mois. Abolition complète du réflexe tendineux. Pas d'incoordination.

Cœur. La pointe bat à un travers de doigt au-dessous du mamelon. Souffle très fort, au premier temps et à la base. Claquement parcheminé des sigmoïdes. Gérontoxon. Artères temporales flexueuses et épaissies. Le pouls ne présente rien de particulier.

XLVI. — Joly, 66 ans. Aucune maladie sérieuse.

Début de la maladie à l'âge de 36 ans par des douleurs fulgurantes aux membres inférieurs. Plus tard, mêmes douleurs aux membres supérieurs. Incoordination motrice considérable dans les membres inférieurs. Pas de crises gastriques. Pas d'amblyopie. Les mouvements sont désordonnés aux membres supérieurs. Hyperesthésie dans les jambes. Retard dans la perception des sensations.

Le cœur est normal ; le pouls ne présente rien de particulier.

XLVII. — Brocard, 60 ans. Aucune maladie antérieure. Le tabes a débuté à l'âge de 48 ans par des douleurs fulgurantes. Douleurs en ceinture. Incoordination considérable.

Diplopie pendant deux ans. Myosis. La vue baisse constamment. Perte du réflexe tendineux. Deux ans avant le début de la maladie, hémiplégie droite complète ayant duré environ trois mois ; elle a guéri complètement.

Rien au cœur, ni au pouls.

XLVIII. — Lasne, 65 ans. Syphilis à l'âge de 35 ans. A 50 ans, rhumatisme avec œdème des pieds. Erysipèle. Fièvres intermittentes, ayant duré 30 ans.

L'ataxie aurait débuté vers l'âge de 50 ans.

Douleurs fulgurantes. Incoordination des mouvements. Sensation de sable sous les pieds. Signe de Romberg. Quelquefois il perd ses urines.

Léger bruit de souffle systolique à la pointe. A la base, le premier bruit est plus intense et plus éclatant qu'à l'état normal ; mais il n'y a pas de souffle. Artères temporales flexueuses, épaissies.

XLIX. — Hulmann, 60 ans. Pas de rhumatisme. Syphilis ?

Début de la maladie à l'âge de 27 ans, par des douleurs fulgurantes aux membres inférieurs.

Beaucoup plus tard, douleurs fulgurantes aux membres supérieurs. Crises gastriques. La vue baisse depuis un an. Incoordination considérable aux membres inférieurs. Incoordination légère aux membres supérieurs. Atrophie des interosseux et de l'éminence thénar de la main droite.

Battements cardiaques sourds ; pas de souffle.

L. — Cambloug, 59 ans. Aucune maladie.

Il y a dix ans, début de l'ataxie par des douleurs en ceinture. Pas de douleurs fulgurantes aux jambes. Pas de crises gastriques. Céphalalgie. Strabisme. Diplopie. Depuis cinq ans la vue baisse. — Douleurs constrictives à l'anus. Pas d'hémorrhoïdes. Incoordination considérable.

Le cœur et le pouls ne présentent rien de particulier.

LI. — Fabre, 52 ans. Aucune maladie.

Il y a trois ans, début par l'incertitude dans la marche. Plus tard, douleurs fulgurantes aux jambes. Il y a un an, douleurs fulgurantes aux membres supérieurs. Douleurs en ceinture. Anesthésie plantaire. Il perd ses jambes. Incoordination.

Rien au cœur ni au pouls.

LII. — Brédinus, 64 ans. Rhumatisme. Syphilis il y a dix-sept ans.

Douleurs fulgurantes. Crises gastriques. — Diplopie pendant deux ans. Incoordination. Anesthésie plantaire. Retard dans la perception des sensations.

Cœur. Pas de souffle. Battements irréguliers. Pouls irrégulier et intermittent.

LIII. — Wagle, 67 ans. Syphilis à l'âge de 27 ans. Commencement de l'ataxie il y a vingt ans par des douleurs fulgurantes. Pas de crises gastriques. Diplopie. Il perd ses jambes. Incoordination. Douleurs fulgurantes aux bras et à la face.

Au cœur on n'entend qu'un bruit de souffle systolique, très intense, que M. Debove localise à la pointe. Impossible de percevoir les autres battements.

LIV. — Pannier, 48 ans. Pas d'antécédents personnels.

Début du tabes il y a cinq ans par des douleurs fulgurantes aux jambes. Diplopie pendant six mois. Myosis. La vue baisse constamment. Douleurs en ceinture, incoordination.

Rien au cœur ni au pouls.

LV. Bacour, 37 ans. Rhumatisme ?

Début il y a onze ans, par de douleurs fulgurantes aux talons. Peu de temps après les douleurs occupèrent toute l'étendue des membres inférieurs. Diplopie pendant un mois. Signe de Romberg. Disparition du réflexe du genou. Il perd ses jambes. Incoordination considérable. Depuis six ans, douleurs fulgurantes aux bras.

Cœur et pouls normaux.

LVI. — Biette, 55 ans. Syphilis. Pas de rhumatisme.

Début, il y a quinze ans, par des douleurs fulgurantes aux membres inférieurs. Myosis considérable. Sensation de coton sous les pieds. Incoordination considérable. Il y a quatre ans, douleurs fulgurantes aux membres supérieurs.

Artères radiales dures, annelées (trachée de poulet). Artères temporales flexueuses, épaissies.

Au cœur, rien autre qu'un claquement parcheminé des valvules sigmoïdes.

LVII. — Aillerie, 51 ans. Pas de rhumatisme, ni syphilis. L'ataxie a débuté il y a dix ans par des crises gastriques. Les douleurs fulgurantes aux membres inférieurs n'ont apparu qu'il y a quatre ans seulement. Douleurs en ceinture. Diplopie pendant un an. Myosis. La vue faiblit d'une manière progressive. Il y a quelques années, rétention d'urine : maintenant incontinence d'urine. Sensation de coton sous les pieds. Incoordination.

Au cœur, léger souffle (?) systolique à la pointe.

LVIII. — Dumont, 48 ans. syphilis, il y vingt-cinq ans.

Début du tabes il y a douze ans, par des douleurs fulgurantes aux membres inférieurs et des crises gastriques. Strabisme pendant trois semaines. Maux de tête. Perte du réflexe du genou. Il ne perd pas ses jambes. Il sent le parquet. Il vacille après l'occlusion des yeux. Incoordination légère.

Rien au cœur ni au pouls.

LIX. — Goirau, 49 ans. Pas de rhumatisme, syphilis ?

Début probable, il y a six ans. Diplopie. Chute de la paupière supèrieure. Douleurs fulgurantes aux membres inférieurs : membres supérieurs sains. Pas de crises gastriques. Perte du réflexe. Incoordination considérable. Il perd ses jambes. Sensation de mousse sous les pieds. Hyperesthésie au contact du froid.

Rien au cœur ni au pouls.

Les cinq observations qui suivent ont été recueillies dans le service de notre maître, M. Hardy.

LX. — Louveusky, 55 ans. Jamais de maladie sérieuse.

L'ataxie a débuté il y a trois ans, par des douleurs fulgurantes aux jambes. Vomissement revenant après chaque repas avec douleur épigastrique, pendant six mois; ces vomissements cessaient après l'expulsion des matières ingérées. La vue a faibli. Il ne perd pas ses jambes. Perte du réflexe rotulien. Anesthésie dans les membres inférieurs. La partie droite de la poitrine est serrée comme dans une cuirasse. Myosis.

Battements cardiaques sourds, mais réguliers. Pas de souffle.

LXI. — Fusch, 50 ans. Syphilis il y a seize ans.

Début, il y a trois ans, par des coliques subites, violentes, suivies à l'instant du besoin de défécation. Ces coliques survenaient le soir et le matin ; elles duraient environ huit jours et disparaissaient pendant quelque temps pour réapparaître un peu plus tard. Il lui arrivait quelquefois de perdre ses urines dans la journée. Douleurs fulgurantes aux jambes il y a un an. Myosis. Pas de crises gastriques. Pas de douleurs en ceinture. Perte du réflexe rotulien. Incoordination. Signe de Romberg.

Cœur et pouls normaux.

LXII. — Lessuce, 64 ans. Syphilis il y a 29 ans. Le tabes a débuté par des douleurs fulgurantes il y a *trentedeux ans*. Douleurs en ceinture. Diplopie pendant deux ans. Amaurose complète. Incoordination.

Cœur normal. Pouls régulier. La radiale est souple.

LXIII. — Roubot, âgée de 50 ans. Attaques d'hystérie. Il y a six ans, rhumatisme articulaire avec œdème des pieds.

Début de l'ataxie, il y a quatre ans, par des douleur lancinantes. Diplopie. Douleurs en ceinture. Myosis. Douleurs lancinantes aux bras. Sensation de mousse sous la plante des pieds. Elle perd ses jambes. Incoordination.

Cœur. Souffle systolique à la pointe.

LXIV. — Clouse, 45 ans. Syphilis à l'âge de 18 ans. Il y a douze ans, paraplégie ayant duré trois mois. Douleurs en ceinture. Diplopie. Strabisme. Vue très faible. Signe de Romberg. Incoordination. Perte du réflexe du genou. Incontinence d'urine depuis an.

Battements cardiaques très sourds ; pas de souffle.

Les observations qui vont suivre, au nombre de 20, ont été recueillies dans le service de notre illustre maître M. le professeur Charcot.

LXV. — Munerel, 49 ans, couchée au n° 4, salle Cruveilhier.

Erysipèle en 1869. Rhumatisme ?

Incoordination. Amaurose, etc.

Rien à la base du cœur. Pouls faible.

LXVI. — Guyot, 40 ans, couchée au n° 5, salle Cruveilhier.

Aucune maladie ?

Douleurs fulgurantes. Etourdissements. Incoordination.

Cœur. Palpitations. La pointe bat au niveau du bord supérieur de la sixième côté. Rien à la base ; à la pointe, souffle commençant un peu avant la systole, ayant son maximum pendant celle-ci et empiétant un peu sur le petit silence.

LXVII. — Bune, 60 ans, couchée au n° 10, salle Cruveilhier.

Aucune maladie ?

Douleurs fulgurantes. Myosis. Diplopie, etc.

Cœur. Palpitations de temps en temps. Les battements sont réguliers, mais sourds à la base. Pouls régulier.

LXVIII. — Piq..., 67 ans, n° 11, salle Cruveilhier.
Aucune maladie ?
Douleurs fulgurantes. Douleurs en ceinture. Pupille droite
en mydriase, etc.
Cœur. Rien à la base ; à la pointe, bruit de souffle sys-
tolique. Pouls inégal.

LXIX. — Ledru, 63 ans, n° 21, salle Cruveilhier.
Variole à l'âge de quatre ans. Fièvre typhoïde.
Douleur en ceinture. Amaurose, etc.
Rien à la base du cœur.

LXX. — Taté, 49 ans, n° 1, salle Rayer.
Fièvre typhoïde à l'âge de 20 ans.
Diplopie. Amaurose. Crises gastriques. Douleurs fulgu-
rautes, etc.
Cœur. A la pointe, bruit de souffle systolique. A la base
il n'y a pas de souffle, mais le claquement des sygmoïdes est
parcheminé.

LXXI. — Beujou, 53 ans, salle Rayer, n° 7.
Pas de maladies ?
Douleurs fulgurantes. Diplopie. Myosis. Vertiges, etc.
Rien à la base du cœur.

LXXII. — Desprez, 53 ans, salle Rayer, n° 16.
Aucune maladie antérieure.
Douleurs fulgurantes. Diplopie. Strabisme, etc.
Rien à la base du cœur.

LXXIII. — Beaude, 48 ans, salle Rayer, n° 21.
Aucune maladie.

Diplopie. Strabisme. Amaurose complète. Douleurs fulgurantes, etc.

Rien à la base du cœur.

LXXIV. — Besnard, 48 ans, salle Cabanis, n° 31.
Fièvre typhoïde. Erysipèles.
Douleurs fulgurantes. Incoordination, etc.
Cœur. Roulement présystolique à la pointe.

LXXV. — Duhamel, 59 ans, salle Cabanis, n° 28.
Aucune maladie.
Douleurs fulgurantes. Diplopie. Strabisme, etc.
Rien à la base du cœur.

LXXVI. — Bottele, 53 ans, salle Cabanis, n° 25.
Fièvre typhoïde à l'êge de 18 ans.
Douleurs fulgurantes. Diplopie. Incoordination, etc.
Cœur. Le premier bruit à la base est plus éclatant qu'à
l'ordinaire ; au second temps, le claquement des sygmoïdes
est parcheminé.

LXXVII. — Chevalot, 63 ans, salle Rostau, n° 8.
Aucune maladie.
Douleurs fulgurantes. Amaurose, etc.
Rien au cœur. La radiale est légèrement épaissie.

LXXVIII. — Tournier, 53 ans, salle Cabanis, n° 23.
Aucune maladie.
Douleurs fulgurantes. Diplopie. Incoordination, etc.
Cœur. Autrefois palpitations. Les battements du cœur
sont sourds. Pouls régulier.

LXXIX. — Bernard, 54 ans, salle Cabanis, n° 9.
Aucune maladie.

Douleurs fulgurantes. Signe de Romberg, etc.

Cœur. Léger souffle à la pointe ; rien à la base.

LXXX. — Poujod, 54 ans, salle Rostan, n° 22.

Aucune maladie ?

Douleurs fulgurantes. Crises gastriques, etc.

Cœur. Jamais de palpitations. A la pointe, souffle doux au premier temps. Rien à la base.

LXXXI. — Beaume, 36 ans, salle J.-J. Rousseau, n° 5.

Variole à l'âge de 5 ans.

Douleurs fulgurantes. Myosis. Vertiges. Incoordination, etc.

Depuis quelque temps, la malade a des palpitations. Cœur normal. Pouls faible.

LXXXII. — Courrier, 62 ans, salle Beau.

Fièvre typhoïde à 16 ans. Péritonite à la suite d'une couche. Coliques de plomb ?

Strabisme. Fracture spontanée de la jambe. Incoordination, etc.

Cœur. Les battements sont sourds. Pas de souffle.

LXXXIII. — Truffet, 54 ans, salle Beau.

Aucune maladie ?

Douleurs fulgurantes. Incoordination, etc.

Cœur. Palpitations. Rien à la base. A la pointe, roulement préésystolique.

LXXXIV. — Velalm, 60 ans, salle Cruveilhier.

Erysipèle.

Tous les signes du tabes.

Cœur. Sternum bombé vers sa partie supérieure. Les

battements du cœur sont sourds, mais il n'existe pas de souffle.

ANALYSE DES OBSERVATIONS.

Des 29 observations recueillies dans les auteurs, deux seulement se rapportent à des ataxiques ayant eu la syphilis (obs. IX et obs. XXI); toutes les autres ont trait à des tabétiques n'ayant jamais présenté d'autres maladies.

La moyenne de l'âge de ces 29 ataxiques est de 50 ans.

L'insuffisance aortique est notée 17 fois; dans un cas (obs. XV) elle est accompagnée de rétrécissement.

L'athérome est noté 16 fois.

Le rétrécissement de l'orifice aortique 3 fois; dans l'observation XV il est combiné à l'insuffisance aortique.

Enfin dans 2 observations (XXVIII et XXIX), nous trouvons signalé l'anévrysme de l'aorte.

Nous avons déjà parlé de la rareté apparente de la syphilis ou du rhumatisme dans ces observations (voy. p. 14); nous ne faisons donc qu'y renvoyer le lecteur.

De toutes les lésions de l'aorte, l'athérome et l'insuffisance aortique, sont celles qui se présentent le plus fréquemment. A première vue, on est étonné de voir l'athérome, cause presque constante des lésions aortiques, ne figurer que dans la moitié des cas (16 fois sur 29). et manquer dans plusieurs observations d'insuffisance aortique. Mais cette anomalie, plus apparente que réelle, tient simplement à ce que les auteurs ont négligé de signaler l'état de l'aorte dans beaucoup de cas d'insuffisance suivis d'autopsie (7 observations de Berger et Rosenbach).

Nous croyons que, vu l'âge avancé de ces malades (05

ans est la moyenne) on aurait dû trouver l'athérome presque dans la totalité des cas, si on avait pris le soin de le signaler toutes les fois qu'il s'était présenté à l'observation.

Maintenant, nous allons passer à l'analyse de nos observations. Elles sont au nombre de 54. Les lésions de l'orifice aortique que nous avons pu rencontrer sont au nombre de 3.

1° Insuf. et rétréc. (obs. XXX). La malade n'a jamais eu d'autres maladies qu'une *variole* survenue quelque temps après le développement des manifestations cardiaques.

2° Insuf. aortique. (obs. XXXI). Pas d'autres antécédents, qu'une variole à l'âge de 8 ans.

3° Rétrécissement de l'orifice aortique ? Fièvre typhoïde à 20 ans (obs. XLV).

L'athérome artériel est manifeste dans ces trois cas. (Dans l'obs. XXX, c'est l'autopsie qui nous l'a montré; dans l'obs. XLV, nous constatons les flexuosités et l'épaississement de l'artère temporale, tous signes de l'arthérome; dans l'obs. XXXI enfin nous notons l'épaississement de la radiale.

Il ne peut exister aucun donte sur la nature des lésions constatées dans les obs. XXX et XXXL. Mais il n'en est pas de même pour l'obs. XLV. Là, avec un souffle systolique très fort de la base, on s'attend naturellement à un pouls petit, filiforme; il n'en est rien cependant et le pouls se présente avec ses caractères normaux. Peut-on conclure en s'appuyant sur les caractères du pouls, que le souffle perçu à la base est dû à l'athérome de l'aorte et non pas au rétrécissement ? Oui, la chose est possible, mais nous penchons plutôt à l'existence d'un rétrécissement à cause de l'intensité et du timbre quasi métallique du souffle.

Enfin disons un mot du rhumatisme ; nous l'avons observé 6 fois (11 sur 100) comme cause des lésions mitrales des ataxiques.

CHAPITRE IV.

PATHOGÉNIE.

Presque tous les auteurs semblent admettre, avec une certaine hésitation toutefois, que des relations de cause à effet existent entre les lésions aortiques et l'ataxie locomotrice. A cet égard, nous avons suffisamment montré notre manière de voir ; néanmoins comme plusieurs théories ont réclamé l'explication de ces coïncidences, nous croyons utile d'en donner un aperçu rapide et les discuter autant que les limites de ce travail le permettent.

Trois hypothèses se présentent à nous, dit Jaubert :

1° Le cœur pourrait être atteint primitivement et entraîner secondairement le tabes ;

2° On peut supposer inversement que le tabes est primitif et entraîne secondairement la lésion du cœur.

3° La sclérose des cordons postérieurs et la lésion cardiaque pourraient coïncider non pas par suite d'une relation de cause à effet, mais parce qu'elles sont toutes deux sous la dépendance d'une même cause générale.

1° La première hypothèse doit être absolument rejetée. Les maladies du cœur il est vrai, retentissent souvent sur les centres nerveux ; Nasse, Saucerotte, Raymond, Peter, Germain Sée, ont bien fait connaître l'apparition de la céphalalgie, des vertiges, des hallucinations, de l'excitation

maniaque, de l'hémiplégie passagère (C. Paul), etc., etc.
Mais, comme le fait observer très judicieusement M. Grasset, ce retentissement ne peut se manifester que de deux
manières : par des embolies ou des troubles circulatoires.
Or, ni l'un ni l'autre de ces processus essentiellement diffus
ne peut expliquer le développement de la lésion spinale
systématisée que suppose l'ataxie locomotrice.

2° La deuxième hypothèse peut être interprétée par une
action directe de la moelle malade sur le cœur.

« Les lésions de l'axe cérébro-spinal, dit M. Charcot, retentissent fréquemment sur les diverses parties du corps et y
déterminent par la voie des nerfs des troubles variés de la
nutrition. Ces lésions consécutives peuvent frapper la plupart des tissus et occuper les régions du corps les plus diverses : la peau, le tissu cellulaire, les muscles, les articulations, les os eux-mêmes, ou enfin les viscères. L'existence
des lésions du cœur et de l'aorte dans le tabes est, par con-
séquent, aussi possible que l'existence des arthropathies que
tout le monde connaît aujourd'hui.

Néanmoins, M. Grasset repousse encore ce mode d'inter-
prétation, parce que, dit-il, dans quelque cas la moelle cer-
vicale était saine. Mais, M. Jaubert, fait observer de son
côté qu'il n'en était pas ainsi dans la grande majorité des
observations et notamment dans presque tous les faits avec
autopsie où la sclérose des cordons postérieurs fut signalée
sur toute la hauteur de la moelle.

Grasset, n'admettant pas l'action directe de la moelle
sur le cœur, a proposée la théorie suivante :

Les travaux expérimentaux de Franck (1) d'une part, de

(1) Frank. Effets des excitations des nerfs sensibles sur le cœur,
respiration, etc. Travaux du laboratoire de Marex, 1876, p. 221.

Cauty et Charpentier (1) d'autre part ont montré que des excitations douloureuses fortes, répétées souvent, accélèrent les battements cardiaques, les ralentissent ou même les arrêtent complètement. Ces excitations agissent sur le cœur par voie réflexe : parties d'un point quelconque de la périphérie, elles arrivent au cerveau par les différents nerfs sensibles ou sensoriels, l'impressionnent plus ou moins douloureusement, et de là elles sont répercutées par la voie du bulbe et des pneumogastriques sur l'organe central de la circulation dont elles troublent les fonctions à des degrés divers. Il est donc possible que des excitations douloureuses en se répétant altèrent le cœur et le rendent malade?

M. Grasset, s'appuyant sur les expériences précédentes, croit que les *douleurs des ataxiques* par leur répétition et leur intensité déterminent des réflexes identiques et partant des troubles du cœur analogues. Le tabes, développerait donc, suivant M. Grasset les lésions cardiaques, non plus à titre de maladie de la moelle mais à titre de *maladie douloureuse.* Nous avons trois objections à faire à la théorie de M. Grasset:

1° Comment se fait-il que les douleurs fulgurantes qui constituent une manifestation presque constante de l'ataxie (95 sur 100 d'après nos observations) retentissent si rarement sur le cœur? (M. Grasset lui même dit dans son mémoire que les lésions cardiaques coïncident rarement avec l'ataxie).

2° On peut bien admettre que les douleurs fulgurantes déterminent des irrégularités du cœur, des palpitations, voire même des souffles passagers par malfonctionnement des

(1) Couty et Charpentier. Recherches sur les effets cardio-vasculaires des excitations des sens.

valvules peut-être (l'expérimentation n'a pas produit autre chose), mais de là admettre une lésion d'orifice organique, profonde, c'est un peu plus difficile.

Corvisart, au commencement de ce siècle, avait beaucoup insisté sur le rôle des causes morales dans la production des maladies du cœur. « De toutes les causes, dit-il, les plus puissantes, sans contre-dit, sont les affections morales, etc.» Mais cela se passait à une époque où les mémorables travaux de Bouillaud sur l'endocardite rhumatismale n'avaient pas encore jeté une lumière si vive sur la pathogénie des maladies du cœur. Après ces travaux, les *causes morales* ne figurent plus que pour une faible part dans le tableau étiologique des maladies du cœur et aujourd'hui en présence d'une affection organique de cet organe on ne cherche plus qu'une maladie générale. Nous ne pouvons donc pas, comme le fait M. Grasset, nous baser sur l'opinion de Corvisart, pour considérer les douleurs, élément moral (?), comme capables de déterminer *fréquemment* des lésions organiques du cœur.

3° Pour accepter encore la théorie de M. Grasset, il faut voir si d'autres affections, telles que la névralgie épileptiforme, les sciatiques rebelles, aussi douloureuses que le tabes, retentissent également sur le cœur. Pour le moment, ce très intéressant point de clinique reste à démontrer.

Enfin, il est une dernière considération que nous ne voulons pas passer sous silence, bien que d'importance moindre.

La comparaison des cardiopathies expérimentales (Frank, Couty, Charpentier) ou traumatiques (Verneuil, Potain) (1),

(1) Verneuil et Potain. Comm. au Congrès de la Rochelle,

avec les cardiopathies dues aux douleurs fulgurantes, toute naturelle qu'elle paraît au premier abord, n'est pas cependant tout à fait exacte : les sensations douloureuses dues à une irritation ou une lésion considérable des nerfs ne sont pas déterminées par le même mécanisme que les douleurs fulgurantes ; celles-ci ne sont en effet que la manifestation excentrique d'un travail morbide central, qui se passe dans la moelle même, et que le *sensorium* par habitude ou aberration rapporte à la périphérie.

3° La troisième hypothèse n'est qu'une généralisation de la théorie de M. Debove sur la coexistence du petit rein contracté avec l'hypertrophie du cœur. Tout le monde sait que ce savant observateur considère ces affections comme le résultat d'une même cause générale, d'une sorte d'artériosclérose généralisée, qui aurait pour point de départ la périartérite (1).

M. Letulle, appliquant cette théorie au tabes et aux lésions de l'aorte, se demande si la coïncidence de ces affections n'est pas le résultat de la même cause générale. Les lésions aortiques, dit-il, sont le produit de l'athérome artériel ; la sclérose des cordons postérieurs de la moelle n'est peut-être aussi que la conséquence de l'artérite chronique des artérioles spinales.

M. Jaubert, dont le travail est postérieur à celui de M. Letulle, est arrivé de son côté à des conclusions identiques.

Nous croyons que ces conclusions sont un peu prématurées.

Quel est, en effet, l'élément qui justifie la nécessité où se sont trouvés les auteurs, d'expliquer par une conception

______

(1) Voy. Guyot. Thèse de Paris, 1870.

théorique la coïncidence de la néphrite interstitielle avec l'hypertrophie du cœur? C'est la *fréquence*. Bright, qui fut le premier à signaler cette coïncidence, sur 101 cadavres portant traces de néphrite albumineuse, constate 52 fois l'hypertrophie du ventricule gauche, et, dans la moitié des cas, il n'y avait aucune lésion valvulaire qui pût rendre compte de l'hypertrophie. Potain dit : « Il y a certainement une coïncidence bien fréquente et toute spéciale entre l'atrophie des reins et l'hypertrophie simple du cœur ». Tous les auteurs sont unanines à considérer cette coïncidence comme assez fréquente.

Dans la question qui nous occupe existe-t-il pareil élément? La fréquence s'impose-t-elle assez pour nous faire penser à autre chose qu'à une coïncidence fortuite? Nous ne le croyons pas.

Quoi qu'il en soit, la théorie de M. Letulle est très simple et très ingénieuse. Mais, elle aussi, nous paraît peu vraisemblable?

1° M. Letulle suppose que le tabes a pour origine une lésion vasculaire. Or, d'après l'état actuel de nos connaissances, rien n'est plus hypothétique que l'origine vasculaire du tabes. En tout cas, ce n'est pas une coïncidence (affections aortiques et tabes) *rare*, comme le dit M. Letulle lui-même (voy. pag. 10), qui peut trancher une question aussi délicate, aussi difficile à résoudre que l'origine de la sclérose des faisceaux de Bürdach.

2° Pour une catégorie de malades (les ataxiques) M. Letulle croit que la première manifestation de l'athérome se fait dans les artérioles des cordons postérieurs de la moelle, et à un âge jeune (âge adulte). Nous croyons que ce n'est pas précisément ce que l'observation de tous les jours nous montre et que nos maîtres nous enseignent. L'athérome des artères, en effet, se rencontre à un âge avancé de la vie, — l'ataxie débute dans l'âge adulte — et a pour siège de prédilection — rare dans l'ataxie — l'aorte et l'orifice aortique.

CONCLUSIONS.

1° Les lésions aortiques s'observent *assez souvent* chez les ataxiques ayant présenté des maladies telles que le rhumatisme, la syphilis etc., etc.

2° Chez les ataxiques, exempts d'antécédents morbides personnels, les lésions aortiques sont manifestement rares.

3° Ces lésions semblent dépendre des conditions étiologiques communes des maladies du cœur (âge, rhumatisme, syphilis, etc.).

4° Dans le tabes, comme dans les autres maladies, elles peuvent rester longtemps silencieuses.

5° Assez souvent, elles constituent la terminaison de la maladie, la mort étant produite soit par asystolie, soit par syncope.

6° Les lésions aortiques des tabétiques indemnes de maladies antérieures reconnaissent vraisemblablement pour cause l'athérome des artères, qui lui-même est dû à l'influence de causes plus générales, telles que l'âge, l'alcoolisme, la syphilis, etc.

Paris. — A. PARENT, imp. de la Fac. de médec., rue M.-le-Prince, 31.
A. DAVY, successeur.

www.ingramcontent.com/pod-product-compliance
Ingram Content Group UK Ltd.
Pitfield, Milton Keynes, MK11 3LW, UK
UKHW020945120726
13693UKWH00004B/1537